O LIVRO DO RECOMEÇO

THIAGO PAES

Editora Verso

Editora InVerso
® 2018. Editora Inverso

R. Clóvis Bevilaqua, 352 Cabral
CEP 80035-080 Curitiba-PR
(41) 3254-1616 e (41) 3538-8001
editorainverso@editorainverso.com.br
www.editorainverso.com.br
Facebook.com/editorainverso
Instagram @editorainverso

COORDENAÇÃO EDITORIAL
Cristina Jones
Editora InVerso

CAPA
Adriane Baldini

REVISÃO
Carlos L. W. Jorge

PROJETO GRÁFICO E ARTE-FINAL
Adriane Baldini

DADOS INTERNACIONAIS DE CATALOGAÇÃO NA PUBLICAÇÃO
Mona Youssef Hammoud – CRB/ 9ª -1393

P126O

PAES, THIAGO. O LIVRO DO RECOMEÇO
1º. ED. CURITIBA: ED. INVERSO, 2018
78P. 15X21CM

ISBN: 978-85-5540-110-7

1. LITERATURA BRASILEIRA. 2. POESIA 3. COTIDIANO.
4. PORTUGAL I.TÍTULO

CDD. 372.3

PREFÁCIO

Thiago Paes abre ao leitor as possibilidades do diverso. Dirige ao indivíduo humano o panorama do seu eu. Absorver a poesia é pisar no chão e aterrissar o emocional a parâmetros crescentes da descoberta da paixão da escrita.

Ligado à cultura, a diversidade das suas palavras explora o tempo e a identidade. Thiago obedece de maneira flexível à memória, com um olhar contemporâneo à relação das possibilidades de um discurso.

Poderia resumir que este livro foi escrito para uns "trade offs" e "agradecer" aonde ir, e nem sempre "partir" "num trem que balança", num "a vida balança", "depois da dúvida" ou "desses encontros" "numa praia distante", "quando o mar me cala" e me vejo "nas ruas de Porto", da "velha casa" com "lembranças na janela" de outro dia a "Azulejar", "Agradecer" e partir num "Asilo" perto de uma "Oliveira" em um "Bairro Alto" com o gosto do "Sal de Aveiro", na retórica "Conclusão", dizendo "Quem sou?".

Este livro, além de um recomeço, é o início de uma caminhada.

Edilson Viriato - artista plástico,
curador e orientador

ALGUMAS PALAVRAS

Um dia, na sétima série, uma professora, talvez para conter a euforia da turma de alunos, mandou que escrevêssemos num pedaço de papel uma palavra ou uma frase e dedicássemos a um amigo da sala. Era meu primeiro ano naquele colégio e também minha primeira semana de aula. E ainda que insistam em me convencer do contrário, não conheço recomeço sem qualquer interrupção que inquieta, a menor que seja. E, apesar de não conhecer uma pessoa sequer, foi difícil recomeçar naquela escola.

Sentei onde sempre sentei de onde vim — na frente. E a primeira coisa que me deram, como lembrança de boas-vindas, foi uma bolinha de papel na cabeça, além de me chamarem de nerd. Apesar da recepção calorosa, nunca fui nerd, infelizmente, mas aprendi a fazer bolinhas de papel rápido, e no final do ano estaria cheio de amigos.

Aquela sala continuou em algazarra, um querendo ler o que o outro escreveu, e para quem. A professora percebeu que nada havia em minhas mãos. Ela era baixinha e de olhos bem grandes. Estava com as mãos sempre para trás, atenta a qualquer movimento. Eu continuava parado, como quem espera a aula começar, e isso já fazia alguns minutos. Ela foi até sua escrivaninha, escreveu algo, entregou-me, e com suas mãos fechou as minhas, como se me abençoasse. Tocou o recreio e todos saíram correndo, inclusive eu, com o papel na mão.

"A vida é um eterno recomeçar", dizia a mensagem.

E, depois de uma certa idade, tudo é recomeço.

SUMÁRIO

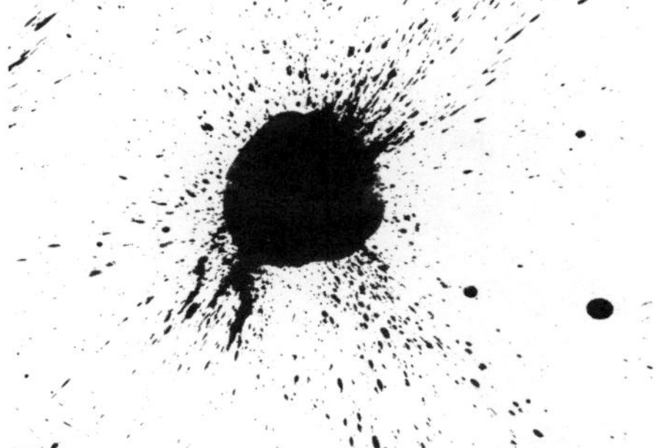

AZULEJAR

Todo adeus é uma forma de amor, uma delicadeza. Toda sutileza confortada na paciência, no observar por inteiro, no respirar mais profundo, no respeito a todas as silhuetas que a natureza impõe, na reciprocidade da compaixão, na transformação do hoje, também é amor. É uma forma entre outras tantas, concluindo respostas, costurando semblantes, torturando espinhos, acariciando a vida. Continuando-a. É amar. É incapaz compreendê-lo por inteiro, vê-lo de longe como quem observa o barco que vai, que sai de cena.

Aquelas noites se perderam, entre primaveras e sintonias. Nem mesmo na contagem das horas seria possível ver passar o tempo, a materialidade das coisas enviesadas num sentimento.

Cada instante. O momento derradeiro. O respiro mais profundo, delirante. Além de mim, o que me rodeia. O que me constrói e tudo o que fica.

Nos olhos, o reflexo do mar salgado. O caminho oposto, edificado entre becos escuros, de fachadas complexas, ultimada na possibilidade de sonhos concretos. Os vividos. Sonhos que não deveriam ser somente sonhos, sem apoderar-se da ingênua realidade, cortá-la ao meio, dividi-la, mitigá-la. De uma banda, fazer o que há de ser feito nesse mundo de contínuas realidades, enquanto de outra restaria o elo perfeito, um único fio que ligasse o sonho ao inatingível, a todas as órbitas, ao impenetrável, ao único Ser.

Restam as coisas que ficam por dentro, indeterminadas, invertebradas. Um jeito de fazer, um modo de estar, companhia que preenche vazios, confortando o sentir, desconhecidos, a história reconstruída em rascunhos pequenos, as tentativas.

Saio, apenas adeus. Reluto calmamente o recomeçar inevitável. Dia após dia, sufocando horas, contando passagens, sorrisos. Sair, dizer adeus, ir. Pontuar observações, fechar começos, azulejar. Deixar para trás. Sair de cena. Recomeçar.

PARTIR

Todos esses sentimentos vêm em mim
porque é por mim que eles querem passar.

Eu sei o que você está sentindo
e com o sentir mais puro da solidariedade
eu compreendo
e compartilho contigo
a indignação e a dor.

Alguns dias atrás e era tudo diferente
como se cada manhã pudesse ser eu ou você, o outro.
Eu admiro a força e a extensão dos seus versos simples
mesmo que a complexidade do ínfimo seja tão latente agora
neste momento.

Um tormento tudo isso.

É nas pausas dessas certezas todas que eu te vejo
e admiro tuas vontades todas.
Desculpe se tropeço nas palavras, elas me fogem.
Mas é a ti que a agonia dessas horas clama
e te proclama o definidor do indefinível.

É tudo isso.

São os clichês fechados da natureza
aqueles que nos envolvem
e põem o forte do ser na gente
determinam o indeterminável
alucinam o alucinável
e fazem a gente querer seguir.

Eu compreendo.

AGRADECER

Eu te agradeço
pelo tempo que vivi contigo.
Pelas horas incontáveis de cada instante ao teu lado.

Você mudou minha trajetória, meu endereço.

Minhas dúvidas, você brincou com todas elas.
Fez introdução, começo.
Eu te agradeço
pelo que disseste,
pelo que fizeste,
pelo que conheci.
Eu amei
e agora te agradeço.

Não levo rancor, nem mesmo fotografias.
Eu apenas te agradeço pelo jeito

pelas discretas honrarias do dia a dia
por me atiçar a recomeçar.

Eu te agradeço.
E ainda que não existisses,
eu te agradeceria.

CONCLUSÃO

Adiantaram-me a conclusão
é o que querem de mim.
Terminar-me.
Ponto final onde cabem exclamações.

Sinto que ainda tenho meia dúzia de oportunidades
e umas certezas:

Eu sou as amarguras de uma vida boa,
as rugas todas por onde andei à toa,
as horas cheias de passado,
o ritmo levado pelo carnaval.

Eu sou cada marca que me revela;

A porta da frente.
O que me distrai;

a quem me serve;
difere.

Eu sou as letras de pífanos,
o ruído coletivo nos ouvidos polidos
a estrada de volta.
O início do começo,
e o fim do fim.

Desligo telefones sem interrogações,
não tenho interesses.
Controlo o tempo que celebra em mim um eu qualquer
Há quanto tempo!
Ano após ano.
Amo.

Não há explicação,
ou razão.
Não há mágoas,
não há fim sem conclusão.

ASILO

Arrancaram-me da boca as poucas aventuras que eu tinha,
deram-me realidades sem graça,
as quais despedem saudades.

Qual o primeiro sentimento depois do último suspiro?
Gostaria de conhecê-lo
e voltar atrás no momento seguinte
para aproveitar as aventuras todas,
principalmente as que me roubam subitamente.
Ou quem sabe viver para sempre no primeiro momento,
depois daquele último suspiro.

Substituem a passos largos as coisas boas
— Eles não têm critérios!
É pressa.
Não te perguntam quereres
como quem separa maçãs.

Há sentimento?
Dependerá da hora "H"
ou do *morrimento*?
Por que não te dizem antes?
Por que insistem em me tomar as coisas?
Em tornar-me?

Deixarei marcas de heroísmo, insistem.
O que resta em mim é um frustrante lamento, lamento.

Lá vêm eles novamente,
Roubar-me mais uma vez prazer qualquer.
Deitam-me como se eu não soubesse,
falam coisas como se eu não estivesse,
abandonam-me como se eu não reconhecesse o abandono.

Eles precisam aprender muitas coisas
— Inclusive a livrar-se!
Não há manuais ou literatura.
— Não haverá.
Aprenda quem quiser desde o começo.

O que me preocupa agora
é o que farei com esse quadro que me deixaram.
— Farei?

Pinto duas faixas ou deixo cheio?
Jogo tinta ou pincelo?
Quero que se espantem!
Para, através deste, sentir-me livre
Outra vez.

A VERSÃO DOS FILHOS

Eles se viram crescer em seus braços
na varanda da casa
na esquina da velha Rosa Maria
estavam sempre cansados de tudo
do dia a dia

lá vem Maria
com uma rosa na mão,
como um anjo sem asa,
todo dia café com pão.

Perderam-se no tempo levado.
Em seus caminhos, casados.
Fazenda, cidade, mercado,
tudo o que importa, passado.

Mas o tempo inevitável
é o tempo que resta.
Então é preciso deixar claro,
a vida tem pressa.

Separei algumas maçãs aqui do pomar
Eu sei que ele vai gostar
um pouco da casa levar

E eu, já descrente da capacidade da gente
escolhi o melhor dos lugares
onde deixarei esse quadro
para que se lembre
do passado para sempre.

É com amor que eu te deito,
troco palavras sobre teu leito
e digo adeus sofrendo por dentro.

E voltarei todos os dias para ver o teu quadro pintado
Ler ao teu lado
para que a vida bela
seja dela
o melhor da gente.

QUANDO O MAR ME CALA

Quando o mar me cala
e sinto a passageira brisa
do velho mar que fala.
Aquela visão que hipnotiza,
costumeira,
verdadeira,
a tarde inteira.

Sinto o pesar da minha mente,
turbulenta,
ausente,
a que me aguenta.

Tristes fugas
ondas limpas,
maresia que retira cascas sujas
lançadas pelas pás
da vida
das idas.

Quando o mar me cala eu sinto o salgado
da insistente onda
das respostas lá do alto,
da força, do nada.

Quando o mar me cala
e em mim renova
cada sala,
desova.

Mar adentro
na força que vem das águas,
derrama em mim, me cala.

Quando o mar me cala
onda que me trai,
águas, falas
algo que me sai,
que me atrai.

Quando o mar
me cala.

A VELHA CASA

Onde tudo começou .
os móveis não eram pintados,
o papo, a cabeça no ombro, os domingos.
O ritmo lento nos sorrisos tranquilos.

Rotinas de fevereiro,
luas, noites de fumaça
santos, beijos, prantos eu vejo.
E vejo as escadarias na frente da casa.

Luzes de São João,
o trio na praça
os reflexos das moças
sentadas nas rochas lascadas.

Tomo um gole com limão,
arranho o céu da boca
oca,
enquanto outro gole ringe por dentro,
ao relento,
revivo essa última ressaca enrugada,
os anos na casa.

Passam dois meninos correndo,
a bola, a pipa, as mágoas,
a porta enferrujada,
a outra janela, o banco na calçada.
Lembranças afogadas.

Paro para ver.

É quando, do outro canto da rua, ela me olha e some.
Ele me olha e some.
E elas me olham e somem.
— Não me conhecem.

Subo mais um degrau,
outros já se foram.
E de pé, bem de pé...
— Até que a frente parece a mesma.

Despeço-me justamente dali.
Devo ir
— Sem mais voltas!

O que fica é o nome gravado no galho da árvore,
a lembrança natural,
a história da casa
o que me afasta,
me falta,
me basta.

É que lá fora há um infinito,
um infinito.

DESSES ENCONTROS

Entre suspiros disfarçados
e mesa posta,
duas cadeiras vazias.
Somente duas.

Chegaram há poucos instantes
da chuva.
Estavam despidos:
ela de vermelho e ele de coragem.
Agora trocam olhares.
A culpar a tarde cinzenta.

Eu vejo tudo.
Acho que todos perceberam
a mão, o copo d'água.

De repente, no espelho de encontro comigo.
Afastam-se.
Têm-me de cúmplice.
Não os aceito.
Mantenho-me de pé frente ao espelho.

O primeiro se aproxima,
fala meia dúzia de palavras trocadas.
Toma meu riso sincero.
Relaxa.

Cerco-me dos outros álibis à mesa.
Não os percebo.
Nada terão de mim.
Tento disfarçar.
Ser bom nisso.
Arrisco-me,
e volto profundamente ao reflexo.

Mentem sem nexo.
Deixam cair uma fala.
São tomados pelo ar arisco,
por todos em volta.
Distraídos um no outro
em goles profundos,
em miras d'água.

O cinza escureceu.
Garrafas vazias
músicas cruas.
Decidem ir.
Cada qual com o seu.
Cada um na sua.

E o dia amanhece como se quer.
Tomo um caldo quente nesta manhã fria.
Sobras de ontem.
Casa vazia.

O telefone toca.
Alguém sobre o espelho, imagino.
Será segredo?
O telefone toca.
O telefone.

Acabo a manhã sozinho.
Aguardo horas vazias,
A roupa molhada,
a chuva, a cisma que fica.
Perfídia.

A VIDA BALANÇA

O homem acha que voa.
Meia légua mata adentro
e já se espanta, se arranha,
dança.

A vida é equilibrar-se.
Se a gente balança, cansa.
Se não balança, dança.
Para de respirar.
Engole.
Engorda.
A vida balança
Sai deixando poeira.
Ora suspira,
ora te alcança.

E olhar para o que dela fui faz doer os joelhos
doem as costas mortas!
Dou conselhos.
A vida entorta a vida da gente.

E o que me espanta é que lá doutra banda
batia um coração franzino num corpo robusto.
Nunca fumou ou se entregou.
Caminhava a passos largos.

Chegava cedo,
como um enredo,
cotidianamente cedo.

Agora sai levando carinhos.
Puxa a roda que agora solta.
No seu cantinho,
como uma volta nessa nova história.

Em números que choram,
Noites que acordam,
que lançam,
outros festejam.
Lançam.
Noites que dançam.

QUEM SOU?

Eu sou o escritor, o pensador, o jornalista, o desenhista,
o maquinista, o estilista, o cartunista, o vendedor,
o entregador.
Tem dias que eu sou jogador, meia.
Tem dias que sou o porteiro, noite inteira.
Eu sou o que amo, o que desejo, o que revejo.

Tem dias que sou em dias que estou.
E tem dias que estou em dias que sou.

Já fui pescador, sonhador, inventor, cozinheiro.
Mas quando acordo, sou eu:
o mesmo.

DEPOIS DA DÚVIDA

Mais essa dúvida que agora surge.
Estava tudo certo no ontem.
Tudo em ordem;
concretizado,
costurado,
programado,
enfatizado.

Há dúvidas
se devo,
se és tu
se passou
se reescrevo.

Duvidar é cruel,
mata a gente.
É água em casa de papel.
Aguardente.

Duvidar do que basta.
Se me tiras,
se vive ou se atua,
se me arrasta.

Soberba dúvida,
livres certezas.
Arbítrios, leveza.

Estava escrito,
decidido.
É tudo mito.
Em linha reta, ereta.

Tirar dúvidas,
lavar a alma.
De curvas turvas,
de incertezas, o que enclausura.
Fundos falsos.
Loucuras tuas.
Amarguras.

Do que virá,
não tenho dúvidas.

RETÓRICA

Gosto de palavras simples
e café pequeno.
Ter saúde de ferro,
ser forte,
brincar de eterno.
E da esperança que os outros têm em mim.

Gosto de folhear livros rapidamente;
beber água naturalmente.
Não ter.
Ser por instantes.
Mudar o semblante.
Fingir, atuar, redigir.

Gosto de frases soltas
e diálogos marcados
pelo silêncio tortuoso das pausas
pelo barulho estridente da alma.

Gosto de parágrafos livres
concentrados em si mesmos.
Monólogos sinceros
em primeira pessoa.
De confissões embaixo d'água.

Gosto de textos vivos
e tristezas mortas.
Contextos implícitos,
segredos tímidos,
vírgulas que se apagam,
dos circunflexos que foram embora.

Gosto de livros temáticos
por homens lunáticos.
Poetas,
Prosadores,
contadores de histórias rápidas.
Quando no auge,
naquele momento,
peço outro café pequeno.

PARA ONDE IR

Não é preciso ficar só.
É perdoar-se.
Virar-se para si,
edificar-se,
ver-se,
desacomodar-se.

Ter a cabeça erguida, a fome vencida
um pedaço de chão,
dignidade e calma.

Nem é preciso distanciar-se para ver.
Basta desempoleirar-se,
desemoldurar-se.
Olhar no outro.
Crer.
E por apreço,
começar no renascer.

TRADE OFFS

Crescer o bolo ou
dividi-lo?
Partir pra frente ou
reparti-lo?
Macro,
micro.
Mínimo.
O digno,
dignamente.

NEM SEMPRE

Nem sempre ganhar é vencer
Nem sempre chegar é ficar
Nem sempre gostar é querer
Nem sempre saber é conhecer
Nem sempre amar é poder
Nem sempre sofrer é doer
Nem sempre cair é perder
Nem sempre correr é viver
Nem sempre não estar é não ver
Nem sempre o escuro é doente
Nem sempre passar é recomeçar
Nem sempre é pra sempre.

PARA VOCÊ, VIDA

Quanta Vida cabe na gente
Vida incipiente, vida da gente
que vem como o destino,
me arrepia em cada poro longínquo.

Desejo tanto você, Vida
que nem em muitas vidas fui capaz de prever.
— Que momento este!
Não caibo em mim.

É assim, explodindo de felicidade, que te carrego
e te encho de beijinhos no ar que respiro
no amor que sem perceber guardei
para você, para este momento.

Nem mesmo a ansiedade de te ver pela primeira vez
é capaz de ofuscar o lado bom de te ter assim
dentro de mim
como uma,
feito nós duas,
somos três.
Somos tantos
a te esperar, a te querer, a te amar,
Vida.

LEMBRANÇAS NA JANELA

Ponho na mesa lembranças
de quando na janela eu via Maria
ver passar o mundo com cheiro de bolo na cozinha.

Faltava tudo
eu bem me lembro.

Alguns copos à mesa,
olhares cortados pelas frases rasas, amoladas.
Formalidades de uma tradição
e um pouco de inquietação.

Batiam seis horas cedo.
Chegava em casa amargo.
Dia após dia.
Cansado.
À espera de sonhos contava estrelas
enquanto batia leite no liquidificador.

Da cozinha,
outras lembranças eu tinha.
Trazem vazios.
Guardo no tempo em retratos vivos.
Prefiro mantê-los
em mantimentos.

Deito na cama de lado.
E de lá, às vezes, à noite,
a minha mente mente.
Finge cansada, esquecida
incauta.

Faço preces como eu fazia
frente a frente onde estaria,
sem ressentimentos,
traído pelo que eu poderia ter sido,
adormeço.

GUERRA MORNA

Apagaram-se as luzes novamente,
desde então sobrevivemos
ao infortúnio, ao destempero.
Agora teimam e apontam para o alto ogivas cansadas,
maculadas pelo dissenso, extremos.

Iluminado tempo que agora passa,
tentou substituir mandantes primatas
os que agora preparam mensagens rápidas
para ogivas cansadas.

Giram voltas para trás.
Repetem discursos cansados.
Discutem atrasos,
descuidam horas que ignoram.

Lá estão!
Camuflados rastejam
bêbados de ódio disparam ogivas amargas,
desajeitadas pelo tempo,
cansadas,
empoeiradas.
Nem sabem para quê
não servem para nada
além da desgraça.

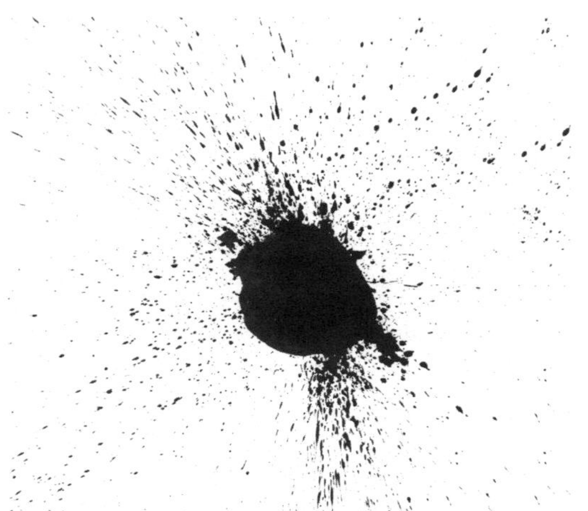

NUM TREM QUE BALANÇA

Tenho de companheira a realidade num trem que balança.
Sinto enjoo em tudo, é raro que não sinta.
Esse embrulho do pescoço pra baixo como um fardo de
mudança.

Arrisco-me em questões passageiras
enquanto o enjoo me sobra e a hora não nota.
Deve fazer parte do processo,
o de desvencilhar-se
Enquanto esse trem arranca.
Esse trem balança, tira tudo do lugar.

Reuni tudo de que preciso para este momento:
Um lápis velho, um lenço de papel dobrado
e o enjoo a me lembrar do fardo.

Entre rabiscos riscados,
trago tatuado o que agora afasto
e sinto o enjoo das coisas ao lado.

Sem que eu perceba chegadas,
da janela imóvel vejo o reflexo das coisas rapidamente
passadas,
repetidamente as mesmas coisas deixadas.
E das pessoas concentradas em seus objetos.

Tento outras questões na esperança de que o enjoo esqueça
de mim.
Abro o saco que carrego,
não há pílulas.
Na esperança que esse trem...
Na esperança.
Tento tomar uma atitude,
pôr as coisas na balança,
no seu devido lugar.

E me vem o que disse sem pensar
e o que escutei sem merecer.
E o enjoo volta
e me provoca,
e me arranha.
E me questiona.

Se há erros,
começo, um por um, a tratá-los com certa distância,
como quem conta uma história sem militância.

Junto todas essas coisas — uma criptonita —
e volto ao reflexo imóvel da janela,
sem ela,
a paisagem seria ainda mais bonita.

NAS RUAS DO PORTO

Outro dia, em fins de outono,
ou já era tarde,
estava eu a andar e a perder-me pelas colinas daquela
cidade.
Ah, quantas saudades eu tenho de tudo que agora me sobra
e parece infinito.

Na falta de tempo deposito num escaninho qualquer,
concisamente,
as histórias há pouco vividas.

Já me vou,
mas há parte que fica,
fotografada entre becos e brindes,
entre choros.
No silêncio da luz
do azul lusitano.
Partir de São Bento,
entardecer no Minho
e amado no Douro.

COMO UMA OLIVEIRA

Eu adoro tuas ruínas,
tuas cicatrizes,
as mais profundas
conquistadas, herdadas
adquiridas por um tempo,
não importa o lamento.

Os teus anseios soam como sorriso de criança para mim.
A mais pequena,
a espernear e a reclamar de tudo.

Ainda que de longe,
continuarei a admirar a ingenuidade e a beleza do que te toca.
E a te admirar por tuas ideias todas,
as de mudar o mundo, virar tudo de cabeça pro ar.
Elas brilham profundamente
e minha mente afaga.
É nos teus sonhos que eu quero estar,
ser protagonista de mim mesmo,
a espelhar um verde agrícola
neste mar de azeite de Entroncamento.

Eu te quero para sempre
porque por menos não basta.
Ainda que olhem para mim como quem contempla
despercebido uma oliveira
velha e antiga
eu estarei a te regar flores,
como o fruto daquela oliveira velha.
A te perceber por inteiro,
a te querer por completo,
a te amar por bem,
entre xistos e vinhas,
além dos propósitos,
ainda que de passagem por Santarém.

BAIRRO ALTO

E de repente tudo ficou azul
entre cortinas entrelaçadas
de panos finos e soltos,
entre paredes pequenas
e beijos mornos,
calorosamente mornos.

Eu vi cada raio de sol entrar pela janela.
Imitava a primavera a se apressar,
o fim a prenunciar,
florescer como só ela.

Eu vi cada facho de luz
a brevidade das coisas todas,
aquelas que se perdem,
o tempo a arrancar.

A distância insiste.
Não a ignoro, apenas tento disfarçar
sua persistência
sua faca.

Com um ou dois refrãos de uma música que eu cantava
sem saber
este dia chegou para amanhecer.
E por dias tão meu.

Foi quando aquele último raio de sol,
onde tudo isso começou, entrou,
derradeiramente,
iluminando a despedida.

Na mala, as diferenças.
Por mais um instante, esqueço-me delas.
E daqui do alto do terraço,
no bairro alto, contemplo
a feliz cidade que me alberga.

NUMA PRAIA DISTANTE

Por um instante
eu te segui pelos meus olhos.
E tudo se foi,
levantando poeira,
deixando rastros,
a me colocar de volta
a me entreter em pensamentos ingênuos
a me enganar por completo
desviar-me rumos,
a encharcar-me por dentro,
a cabeça a revirar
e numa praia distante
me fazer recomeçar.

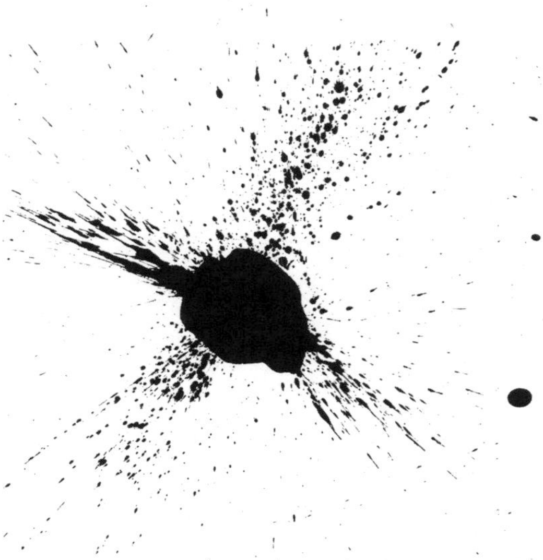

O SAL DE AVEIRO

Eu te quis como nunca imaginei
que o amor me quisesse,
por mais que um sentimento extremo
para além do que eu pudesse ser.

Eu fui feliz entre a meia-noite e o pequeno almoço
em companhia diversa, com pressa,
comum, como um.
Acordei nuvens, bati à porta descalço, de peito
aberto pro alto.
Para duas horas a mais contigo acima de qualquer perigo.
Embriagado de felicidade,
num respiro profundo,
o vento a cristalizar meu pranto
toda essa agonia erradicar, irradia.
Tirar de mim,
e me trazer outros prazeres,
em descontínuas manhãs.
Há dias.
Num ventilar ligeiro,
como o sal de Aveiro.

OUTRO DIA

Não é por um dia que a seiva percorre as ladeiras íngremes
do caule verde,
Que o sol surge para um verão,
Que o amor acontece.

Não é por um dia,
nem poderia ser,
que as respostas divinas são dadas,
não é.

Eu seria desesperança,
Se um dia tudo terminasse,
e em tudo tornaria a não crer.

Nem por um dia,
nem mesmo pelo amanhecer sozinho.
Nem mesmo ele é sozinho.

Como asas são duas,
como lados são opostos,
acredite: há outro dia.

SOBRE VIVER

Voltas que o mundo dá.
O que a gente deixa de fazer,
carrega, complica.
Retornar.
Caminhar adentro
para o mar poder encontrar.

Voltas que o mundo dá.
Poder dizer adeus,
recomeçar das cinzas,
ou do meio,
encontrar o que lhe falta.

Voltas que o mundo dá.
Sair da esfera,
do essencial,
do mínimo possível,
ser visto
num mundo cheio de voltas.

Voltas que o mundo dá.
Não saber,
crer
que um dia saberá ser

aquilo que se guarda
que lhe sobra.

Voltas que o mundo dá.
O que a natureza espera da gente
é dar voltas, as que o mundo dá.

COMO É

É como colo;
É como regresso;
É como paixão;
É como sertão;
É como enxergo;
É como quero;
É como acho bom;
É como disseram;
É como senti;
É como vi;
É como faz parte;
É como reparte;
É como é.

INGÊNUA MAIORIDADE

Reunir a todos,
pular corda,
saltar fogueira
a noite inteira.

Serás apenas saudade
se não vivencias;
serás apenas vontade,
senão morreria.

Mas como seria agora?
Será que mudaria?
Ou serei eu uma criança crescida?

Outra saudade seria.

JOÃO FORASTEIRO

Não fosse Maria, seria João.
Não fosse arroz, seria feijão.
Não fosse um bocado, seria campeão.
Não fosse matilha, batalhão.

Não fosse amor, pecado seria.
Não fosse assim, não amaria.
Não fosse o dia, não calmaria.
Não quisesse demais, talvez ficaria.

Não fosse feliz, aceitaria.
Não fosse capaz, talvez um rapaz.
Não fosse a mensagem, talvez o carteiro.
Não fosse o roteiro, talvez um livreiro.

É tudo real, eclético, estético.
Impossível seria, ainda fosse Maria.
O indesejado era ter-se exilado.
Aerado, faceiro, João forasteiro.

ALEGRIA

Nada
A nadar
A adiar
nem dela
a navegar.
Na bela
a tela,
nela
ou no radar.
Só sei dizer
alegria, alegria
pelo dia que virá.

LEIA TAMBÉM:

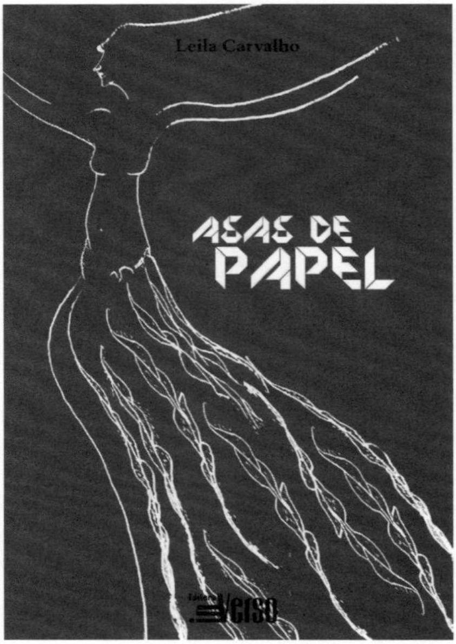

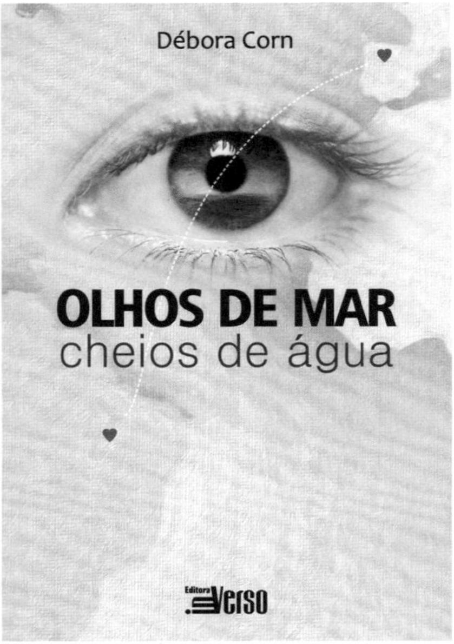

O livro de Leila Carvalho aborda um cotidiano inebriado de sentimentos, que são entregues ao leitor desde a primeira palavra até o ponto final. A escrita é multifacetada e reinventada, marcada pela busca da espiritualidade, representanda por uma voz absolutamente feminina.

Olhos de Mar Cheios de Água homenageia Fernando Pessoa, ligando seus heterônimos às cidades que ela sentiu em Portugal: Lisboa e Bernardo, Porto e Reis... Há ainda outros poetas homenageados: Alexandre O'Neil, Herberto Helder, José Luiz Peixoto, Agustina Bessa-Luís e Luís de Camões.